AF383990

DE L'OBSERVATION

DANS

LES GRANDS HOPITAUX,

ET SPÉCIALEMENT

DANS CEUX DE LYON.

DISCOURS PRONONCÉ DEVANT L'ADMINISTRATION
DES HÔPITAUX DE LYON DANS SA SÉANCE PUBLIQUE
DU 27 AOUT 1830 ;

PAR F. IMBERT,

O. M. P.

A LYON,

DE L'IMPRIMERIE DE LOUIS PERRIN,

GRANDE RUE MERCIÈRE, N. 49.

1830.

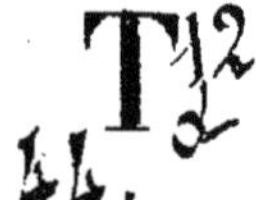

DE L'OBSERVATION

DANS LES HOPITAUX.

—

DE L'OBSERVATION

DANS

LES GRANDS HOPITAUX,

ET SPÉCIALEMENT

DANS CEUX DE LYON.

DISCOURS PRONONCÉ DEVANT L'ADMINISTRATION
DES HÔPITAUX DE LYON DANS SA SÉANCE PUBLIQUE
DU 27 AOUT 1830 ;

PAR F. IMBERT,

DOCTEUR EN MÉDECINE DE LA FACULTÉ DE PARIS,
CHIRURGIEN EN CHEF DE L'HOSPICE DE LA CHARITÉ DE LYON, PROFESSEUR
D'ACCOUCHEMENTS, DE MALADIES DES FEMMES ET DES ENFANTS À L'ÉCOLE DE MÉDECINE
DE LA MÊME VILLE, MEMBRE DE PLUSIEURS SOCIÉTÉS SAVANTES.

A LYON,

DE L'IMPRIMERIE DE LOUIS PERRIN,

GRANDE RUE MERCIÈRE, N. 49.

1830.

DE L'OBSERVATION

dans les grands Hôpitaux,

ET SPÉCIALEMENT

DANS CEUX DE LYON.

Les hôpitaux servent l'humanité de deux manières : ils donnent un asyle au malheureux, ils soulagent ses douleurs, ils guérissent les maux qui l'affligent, et le rendent ensuite à sa famille et à ses travaux. Ce fut là le premier but de leur institution. Créés au milieu des ténèbres du Bas-Empire et du moyen âge, la tâche qu'ils avaient à remplir leur parut assez belle, et ils s'en contentèrent pendant long-temps; mais, à la renaissance des lettres, les médecins, qui avaient été les premiers à participer aux mouvements qui agitaient les esprits, sentirent que ces vastes établissements pouvaient être pour leur art une mine féconde à exploiter, et c'est de cette époque que date cette foule d'observations que nous consultons encore avec fruit. Plus tard les cliniques y furent établies, en sorte que de nos jours ils atteignent un autre but non moins utile que le premier : ils sont devenus de vastes théâtres où la médecine fait à chaque instant de nouvelles conquêtes, où le praticien augmente chaque jour le cercle de ses connaissances, et où l'élève acquiert celles qui lui sont nécessaires pour devenir maître à son tour. Heureuse institution ! grace à elle, le malheureux qui vient réclamer ses secours paie à la médecine ce qu'il doit à la charité ; grace à elle, l'élève se forme sous des maîtres habiles à l'art difficile de la pratique : il reçoit à la fois le précepte et l'exemple, et ce n'est plus en sacrifiant des hommes qu'il apprend à les guérir. Ce n'est que là en effet qu'il peut, pendant les courtes années qu'il consacre à l'étude, voir dérouler sous ses yeux l'immense tableau des afflictions humaines ; ce n'est que là que l'art se perfectionne et que les faits peuvent être assez multipliés pour en tirer des conclusions générales ; ce n'est que là que vous pouvez être sûr de l'administration de vos médicaments, que votre empire est assez grand pour soumettre vos

malades au traitement que vous jugez convenable;
ce n'est que là enfin où, quand l'art est vaincu
par la maladie, vous pouvez encore vous armer
contre elle, la poursuivre jusque dans l'organe
qu'elle a altéré, et surprendre ses secrets dans
les entrailles mêmes de ses victimes.

A Dieu ne plaise que je veuille condamner à
l'oubli les travaux de ces hommes qui vouèrent
toute leur vie à la pratique particulière! je sais
qu'il en est plus d'un qui se fit remarquer par ses
talents et son génie; mais que font ces excep-
tions à la règle générale que j'ai posée? Toujours
est-il que c'est des hôpitaux que sont sortis ces
ouvrages fondamentaux, ces doctrines qui chan-
gent la face de notre art. Pinel traçait à la Sal-
pétrière le plan de sa Nosographie, et améliorait
le sort des aliénés par son Traité des Affections
mentales; Bichat rassemblait à l'Hôtel-Dieu les
immenses matériaux de son Anatomie générale,
et Broussais méditait à Udine la réforme qu'il
devait exécuter au Val-de-Grace. Jetez les yeux
autour de vous, voyez ces hommes dont notre
ville s'honore ou ceux que la France entière
s'enorgueillit de posséder : les uns ont blanchi
au milieu de nos hospices; les autres ont suivi
nos guerriers sur les champs de bataille, ont

étanché le sang de leurs blessures, ou leur ont prodigué leurs soins au milieu de ces épidémies plus terribles que la guerre elle-même.

De ces deux destinations des hôpitaux dérivent deux sortes de devoirs pour celui qui est placé à leur tête : il doit des soins assidus à ceux qui y sont admis, et cette surveillance, cette exactitude sans laquelle le séjour qu'ils y font leur serait plus nuisible qu'avantageux; il doit à la science de ne pas laisser stérile le vaste champ qu'on lui a confié. Assez d'autres, Messieurs, vous ont parlé des obligations que sa place lui impose envers l'humanité; permettez-moi de vous dire aujourd'hui celles qu'il contracte envers son art; je les réduis toutes à une seule : l'observation.

Le temps n'est plus où l'on pouvait se faire un nom avec quelques systêmes inventés dans le silence du cabinet. Notre siècle est celui du positif; nous voulons des faits bien observés; ce n'est que sur eux que peuvent s'appuyer les nouvelles doctrines. Bacon en Angleterre, Galilée en Italie, Descartes en France furent les trois principaux promoteurs de l'esprit qui se manifesta dans les sciences dès le commencement du dix-septième siècle; mais c'est Locke et sa philosophie qui décidèrent cette heureuse impulsion. Ce grand homme, que la médecine compte parmi ses adeptes, fatigué des discussions stériles qui régnaient dans les écoles, osa le premier fixer les bornes de l'intelligence humaine, ou plutôt déterminer la nature des vérités qu'elle peut connaître, les objets qu'elle peut embrasser. Cette méthode fut bientôt celle de tous les philosophes; elle devint en quelque sorte un instrument universel; on apprit à l'employer pour perfectionner celle des sciences physiques, pour en éclairer les principes, pour en apprécier les preuves; c'est à elle qu'elles doivent les progrès immenses qu'elles ont fait depuis cinquante ans. Au milieu de cette marche toujours active, les sciences médicales ne sont pas restées en arrière; elles ont suivi le mouvement général. La fin du dernier siècle a donné à la chirurgie un accroissement voisin de la perfection, et le commencement de celui-ci a vu la médecine se placer enfin parmi les sciences positives. Ces progrès sont le fruit de l'observation; suivons donc la route qui nous est tracée, entrons hardiment dans la carrière: qui sait s'il ne reste pas encore plus d'une palme à cueillir?

Beaucoup de qualités sont nécessaires à l'ob-

vent une maladie tout entière , l'étudient sous toutes ses formes. Corvisart éclaire par ses recherches l'histoire des maladies du cœur ; Lallemant, celles du cerveau ; Ducamp celles de l'urètre. Bayle décrit avec une exactitude inconnue avant lui la phthisie pulmonaire à laquelle il devait succomber.

En physiologie , nous en voyons se borner à répéter les expériences des autres, et ce travail n'est malheureusement pas assez répandu. Si nous avions , par exemple , substitué une vessie à un estomac , opéré la section des différents nerfs à leur origine dans le cerveau, enlevé les apophyses épineuses des vertèbres sans blesser la moelle et sans tuer l'animal , coupé les branches postérieures des nerfs rachidiens , etc. , nous serions à présent bien sûrs que ces expériences sont possibles , nous serions fixés sur l'influence de l'estomac dans le vomissement , et peut-être aurions-nous pris un parti au milieu des faits bizarres et des opinions contradictoires avancées sur les fonctions du systême nerveux. Mais non seulement ce travail est nécessaire à la science, qui sans cela se trouverait à la merci des ambitieux et des charlatans , il est encore utile à celui qui l'entreprend : il est rare qu'en répétant les essais des autres, on ne découvre pas soi-même quelques faits échappés aux premiers expérimentateurs.

Les uns, aidés du flambeau de l'expérience, savent se frayer des routes nouvelles, ils épient la nature; nouveaux fils de Cyrène, ils s'emparent de ce Protée, ils l'enchaînent et le forcent à leur dévoiler ses secrets. Les autres, sans lui arracher ses réponses, se bornent à le suivre pas à pas; ils saisissent tous ses actes, et savent, à force de patience, faire jaillir la lumière du rapprochement des faits particuliers. D'autres enfin, à intelligence plus vaste, embrassent l'ensemble de la science, rapprochent les faits innombrables qui la composent, les comparent, et en tirent ces théorêmes généraux, ces vérités premières qui forment ensuite la théorie; semblables à l'artisan qui commence à travailler séparément chacun des fils qu'il réunit ensuite pour former ce cable qui, avec un point d'appui, serait capable de soulever le monde.

Sur une scène aussi vaste, quel est le médecin qui croirait ne pas trouver un rôle convenable à ses moyens? Ah! s'il en existait un, rendons hommage à sa franchise, mais qu'il renonce à sa profession : il est incapable de l'exercer. Traiter une maladie c'est la reconnaître , et la reconnaître c'est encore observer.

De même qu'il y a plusieurs genres d'observateurs , il y a plusieurs genres d'observations. Ainsi , beaucoup d'expériences se font dans le but d'appuyer ou de vérifier une idée préconçue. Harvée conçoit par l'étude de l'anatomie le mécanisme du cœur et le cours du sang ; mais pour donner à son opinion toute la clarté qu'elle mérite , il découvre une veine et la lie , il voit qu'elle se gonfle au dessous de la ligature et qu'en la piquant c'est dans ce lieu que se fait l'hémorrhagie. Il lie une artère et il reconnaît que le sang ne circule pas au dessous du fil qu'il a appliqué , qu'il ne s'en écoule pas lorsqu'il ouvre le vaisseau dans ce point , et qu'au dessus de la ligature , ce fluide sort avec plus de force. Il y a donc deux courants en sens opposé dans les artères et dans les veines : l'un va du cœur aux extrémités , l'autre des extrémités au cœur : voilà la circulation démontrée.

Mais l'observateur ne marche pas toujours ainsi; il est une foule de faits dont on ne prévoit pas encore l'utilité, et qu'il ne faut pas négliger pour cela. La plupart des expériences chimiques et physiques, et, pour ne pas sortir de notre sujet, toutes les observations de séméiotique , de thérapeutique et d'anatomie se font ainsi. Arrivonsnous auprès d'un malade , nous examinons l'habitude extérieure, l'état des fonctions, et ce n'est qu'après cet examen que nous nous faisons une idée de sa maladie. S'agit-il de quelques composés médicamenteux ou de quelques substances nouvelles*, nous les donnons aux animaux sans savoir encore ce qu'elles vont produire ; et dans les recherches anatomiques , soit que nous voulions connaître l'altération pathologique à laquelle le malade a succombé , soit que nous cherchions à découvrir le mécanisme de nos organes, toujours nous opérons sans prévoir le résultat de nos recherches. N'a-t-il pas fallu noter minutieusement chaque insertion musculaire , examiner la direction des fibres , étudier les os auxquels elles s'attachent, la manière dont ces os sont joints ensemble, les mouvements que les articulations permettent , avant de pouvoir expliquer la station , la marche et les mouvements multipliés de nos membres? Le mécanisme compliqué de la déglutition, la voix et ses diverses modifications, la respiration, toutes les fonctions enfin n'ont-elles pas attendu pour se dévoiler à nos yeux, une connaissance exacte des organes

qui en sont chargés. Ici nous connaissons le phénomène et nous en cherchons l'explication, nous
avons le résultat près de l'expérience; mais lors
même que ce résultat nous manque, nous de-
vons encore observer. Les faits peuvent être inu-
tiles pour nous, parce que nous n'en voyons pas
la chaîne; mais, en les multipliant, nous trouverons les anneaux qui doivent les réunir, et ils
deviendront importants. Quand Hippocrate me
dit que Philiscus, qui mourut au sixième jour
d'une fièvre maligne, habitait près des murs,
cette circonstance paraît d'abord indifférente;
mais si je réfléchis que les environs des villes sont
toujours malsains, soit à cause de l'eau des fos-
sés qui les entourent, soit à cause des immon-
dices qu'on y dépose, si je me rappelle que les
fièvres pernicieuses sont fréquentes près des eaux
stagnantes et dans tous les lieux où de grandes
quantités de matières animales et végétales se
décomposent, je conçois l'importance de l'indi-
cation du lieu qu'habitait le malade, pour éclairer
l'étiologie de la maladie; j'en déduis une vérité
précieuse sous le rapport de la pathologie, et
surtout sous le rapport de l'hygiène et de la salubrité publique, et j'admire encore ici la saga-
cité du divin vieillard.

Soit que les observations soient faites pour vé-rifier une opinion antérieure, soit qu'elles aient seulement pour but d'interroger la nature sans qu'on en prévoie la réponse, elles demandent une fidélité, une exactitude scrupuleuse. Les pre-mières cependant sont toujours plus complètes: prévenu comme on l'est de ce qui va s'opérer, l'esprit est disposé d'avance à saisir tout ce qui s'offre à lui; l'attention s'apprête à surprendre tous les phénomènes et ne laisse échapper rien de ce qui se rattache au sujet. Dans les secondes, au contraire, il est rare qu'on ne néglige pas une foule de détails qui paraissent insignifiants, et qui cependant peuvent être de la plus haute utilité par la suite. Paré raconte qu'en faisant creuser sa vigne de Meudon, il trouva un énorme cra-paud vivant renfermé dans le centre d'une pierre. Ce fait ainsi rapporté pouvait tout au plus passer pour une bizarrerie de la nature; mais si les dé-couvertes postérieures de la chimie pneumatique lui eussent été connues, il aurait été frappé de ce phénomène : il se serait demandé si un ani-mal vertébré pouvait vivre sans respiration; il aurait recherché dès lors le lieu précis d'où cette pierre avait été extraite; il aurait noté exacte-ment quelle était sa nature, et probablement il serait arrivé à ce résultat que cette pierre était formée d'une substance poreuse qui laissait passer l'air à travers son tissu; ce fait enfin, au lieu de prouver qu'un animal de cette classe peut se passer d'air, lui aurait démontré au contraire l'indispensable nécessité de ce fluide.

Toutefois ces faits isolés sont encore intéressants : ils éveillent l'attention; ce sont autant de textes à commenter, à éclaircir. Sans les recueils de Le Cat et de plusieurs autres sur les animaux vivants trouvés dans les corps solides, nous n'aurions eu sur ce sujet ni les tentatives d'Hérissant, ni les expériences ingénieuses d'Édwards. Notons donc tout ce qui frappe nos sens; accoutumons nos yeux à voir, nos oreilles à entendre; n'omettons rien ; examinons le sujet sous toutes ses faces, si nous voulons que nos observations soient utiles à ceux qui viendront après nous, si nous voulons en profiter nous-mêmes. Mais quittons ces généralités pour arriver à l'application des principes que je viens de poser.

Il est une science nouvelle qui, dès sa naissance, a étonné par ses résultats, dont la marche exacte et toujours appuyée sur des chiffres a paru s'accommoder à merveille à la tendance générale des esprits; science immense, dont les

limites ne sont pas encore nettement posées, et
dont les branches s'étendent à toutes les autres ;
je veux parler de la statistique. Si elle s'applique
à l'économie domestique, elle est le guide du
propriétaire et de l'agriculteur ; la morale y puise
des documents précieux , soit qu'il s'agisse de
connaître le nombre et la nature des délits et des
crimes , soit qu'elle ait à apprécier les moyens
de les réprimer et de les prévenir; la médecine
enfin en a déja tiré quelques lumières , mais elle
n'est pas entrée encore franchement dans la carrière , et il reste beaucoup à faire sur ce sujet.
Je sais qu'elle a eu plus d'une fois à se repentir
de s'être livrée aux sciences accessoires : Paracelse
et van Helmont la placèrent sous le joug de la
chimie; sous Boerhaave et Borelli, elle fut en-
vahie par la physique , et il n'est pas jusqu'à l'as-
trologie à qui elle n'ait payé son tribut. Mais il
ne peut pas en être ainsi de la statistique : elle
ne peut pas s'introduire dans la médecine ; elle
n'est là que pour juger ses moyens , fournir des
données sur lesquelles elle puisse se fonder, et
apprécier les résultats. C'est ici que les règles
que je posais naguère doivent recevoir une sévère
application. Les faits sur lesquels elle base ses
calculs doivent être d'une rigoureuse exactitude ;

autrement l'erreur prend la place de la vérité, et cette erreur est d'autant plus dangereuse qu'on démontre mathématiquement les faux résultats qu'on annonce.

Mais où ces recherches pourraient-elles se faire, si ce n'est dans les grands établissements ? La statistique n'opère que sur les masses; or, ce n'est que là qu'elles se trouvent réunies ; il y a d'ailleurs une foule de détails statistiques qui leur sont particuliers, et qui sont pour eux d'une haute importance.

Et d'abord, Messieurs, n'est-il pas indispensable de savoir quels sont les secours qu'on peut attendre des hôpitaux, de connaître s'ils rendent à la société les services qu'elle attend d'eux, ou si, comme le disent leurs détracteurs, ils aggravent plus de maladies qu'ils n'en guérissent, si enfin le malheureux qui s'y réfugie n'y achette pas la santé au prix de tous les dangers pour sa vie ? Le relevé des registres suffit pour résoudre ces questions. Mais il faut pour cela ne négliger aucun fait capable d'influer sur ces calculs; il ne suffit pas en effet de me dire qu'il meurt un malade sur quatre quatre-vingt-dix-huit centièmes à l'Hôtel-Dieu de Paris, et qu'il n'en meurt qu'un sur onze dans celui de Lyon, il faut que je sache s'ils sont tous deux dans les mêmes circonstances, si ce sont les mêmes maladies qui y sont traitées, si l'on y reçoit tous les malades ou si quelques-uns en sont exclus ; je veux connaître aussi la manière dont ces malades sont admis, la visite à laquelle ils sont soumis, et par qui cette visite est faite. Si, par exemple, on recevait dans un de ces hôpitaux des maladies syphilitiques, les affections cutanées, les maladies dites incurables ; si de vastes salles étaient réservées pour les militaires, classe qu'on peut considérer, pour la force et la vigueur, comme l'élite de la population ; si les voyageurs indigents avaient le droit de s'y reposer ; si la visite d'entrée était une formalité illusoire ; si elle était faite par un élève, au lieu de l'être par un médecin instruit : ne serait-ce pas autant de causes qui pourraient diminuer la mortalité et donner un avantage apparent sur celui qui ne recevrait que des maladies graves, et dans lequel un examen sévère présiderait à l'admission ? Ces détails sont donc indispensables ; autrement ces calculs nous abusent, ils nous endorment dans une fausse sécurité, ils empêchent les améliorations qu'ils auraient dû provoquer. Mais quand j'ai bien établi l'identité des circonstances dans lesquelles deux hôpitaux sont placés, si je vois

la mortalité plus grande dans l'un d'eux, je m'applique à en rechercher la cause ; j'examine les
circonstances hygiéniques auxquelles sont soumis les malades qui y sont reçus , et si je n'y
trouve pas la source du mal , je la recherche
jusque dans les doctrines suivies par les médecins
qui y sont appelés.

A ce sujet , Messieurs , nous avons encore à
désirer un bureau d'admission sur le modèle de
celui de la capitale. Nous voudrions qu'un médecin fût chargé de la réception des malades pendant certaines heures de la journée ; qu'il notât
ceux qui se présentent , la nature de leurs maladies , leur admission ou leur refus , les remèdes qu'on a cru convenable de leur distribuer.
De cette manière , on connaîtrait le nombre des
malheureux qui demandent des secours ; on verrait si ceux qu'on leur accorde suffisent pour les
soulager ; une juste sévérité dans l'examen des
malades aménerait une grande économie dans les
dépenses ; l'administration saurait au moins à
quoi sont employées les sommes énormes que
doivent lui coûter les distributions gratuites des
médicaments.

La statistique peut encore s'appliquer à la pathologie et nous fournir une foule de documents

précieux. Supposez que dans chaque salle de nos hôpitaux l'interne tienne un registre, sur lequel il soit tenu d'inscrire dans autant de colonnes séparées l'âge du malade, sa profession, le jour du début de sa maladie, ses causes, ses principaux symptômes, sa terminaison et son traitement : vous aurez en peu de temps les moyens de résoudre une foule de questions importantes à la médecine et à l'hygiène. Vous verrez d'un coup d'œil quelles sont les maladies les plus communes dans notre ville, dans telle ou telle saison ; vous verrez les âges et les professions qui y sont le plus exposées, et vous aurez de nouveaux matériaux à ajouter à l'important ouvrage de Ramazzini ; vous aurez un moyen sûr d'apprécier les améliorations physiques opérées dans certains quartiers et dans la ville entière ; vous jugerez si le desséchement des marais, l'élargissement de quelques rues, l'agrandissement de la ville ont contribué à diminuer les maladies de ses habitants. L'examen des symptômes vous apprendra le *faciès* particulier de ces maladies et les indications spéciales qu'elles présentent ; au lieu de ces méthodes générales que vous avez lues dans les livres, il vous initiera à ces particularités qui sont toute la science du praticien.

particularités qui font que le mode de traitement qui convient dans tel pays échoue dans tel autre; que le trépan, dont les succès sont si multipliés dans le midi de la France, est toujours mortel à Paris; que les évacuations sanguines, qui ont tant de fois réussi dans les inflammations de poitrine, ont été remplacées avec avantage par la méthode excitante dans d'autres épidémies ; que les péritonites puerpérales, qui cédèrent si souvent à Doulcet par l'effet des émétiques et des cathartiques, ne purent dans d'autres cas être détruites que par les saignées et l'application réitérée des sangsues ; il vous fera enfin sentir combien le père de la médecine avait déja apprécié ces modifications quand, après avoir écrit ce livre *du Pronostic*, monument de philosophie et d'observation, il ajoutait : « Les faits dont j'ai tiré ces « conséquences, je les ai observés dans la Scythie, « la Libye et l'île de Délos : *Quandoquidem hæc* « *et in Scythia, et in insula Delo, et in Libya* « *prædicta signa vera esse comprobantur.* »

Parlerons-nous de la thérapeutique et des opinions qui divisent les médecins, nous trouverons dans la statistique un des moyens les plus sûrs de les juger. Montrez-moi cinq ou six cents malades affectés d'inflammation de l'abdomen ou de la poitrine , traités par les antiphlogistiques ; montrez-moi d'un autre côté un nombre de malades semblables , traités par les toniques et les controstimulants : la question sera bientôt décidée ; la vérité se fera connaître ; il n'est pas de système erroné qui puisse résister à cette épreuve. C'est là en effet la pierre de touche de toutes les doctrines médicales ; car la médecine est l'art de guérir.

Il en est de même en chirurgie. Voulez-vous savoir laquelle des deux méthodes usitées pour la cataracte mérite la préférence , quel procédé est plus convenable pour la fistule lacrymale ou l'opération de la taille , prenez deux hommes placés dans les mêmes circonstances et également habiles dans ces opérations , réunissez les observations tirées de leur pratique , et jugez.

Mais appliquons ces idées à l'hospice où nous sommes aujourd'hui réunis. Il a le triste privilége de réunir les misères de tous les âges : l'enfance repoussée par le malheur ou la débauche y retrouve d'autres parents ; l'âge mûr lui fournit ces infortunées qu'une erreur d'un moment a plongées dans l'infamie, et qui viennent réclamer les soins et les égards que leur assure le beau titre de mère ; et quand nos ingénieux artisans ont

« et encore, dit Tenon, on ne tenait pas compte
« dans ces calculs des temps d'épidémie ni de
« ceux où la fièvre puerpérale faisait des ravages;
« car la mortalité dans ces cas a été souvent de la
« moitié, et quelquefois de dix-neuf sur vingt. »

Les relevés du mouvement de la salle des Accouchements de cet hospice démontrent que la mortalité a été d'environ un sur soixante de 1813 à 1825, c'est-à-dire dans un espace de treize ans; mais il faut bien remarquer que, par une faute grave, on compte dans le mouvement de cette salle les élèves accoucheuses dont le nombre est de douze maintenant; or, ce nombre est souvent égal à celui des accouchées, et cependant il est nul pour la mortalité. C'est une différence qui porte les décès à un sur cinquante-deux; ils ont été dans le même temps d'un sur quarante-quatre à l'Hôtel-Dieu.

Cette partie réclame donc de grandes améliorations. Notre salle d'Accouchements est mal disposée, les lits y sont trop rapprochés et le nombre des malades trop considérable; elle est exposée au midi, et la chaleur n'a d'autre effet que de favoriser le développement des gaz délétères. Elle ne reçoit la lumière que d'un seul côté, par conséquent elle est mal aérée, l'air s'y re-

nouvelle difficilement. C'est le point le plus important dans les hôpitaux : l'air est le premier aliment pour la santé et le premier remède dans la maladie ; une fenêtre, un jour habilement placé , peut avoir d'immenses conséquences. En 1718 un incendie dévora quatre maisons attenant à l'Hôtel-Dieu de Paris , et elles ne furent pas reconstruites ; depuis ce temps, la population de cette maison étant restée la même , il y mourait quatre cents individus de moins par an. « Voilà un courant d'air, disait à ce sujet Marmon-
« tel en 1772, qui, en cinquante-quatre ans, a
« sauvé la vie à plus de vingt mille citoyens. »
Relativement aux enfants, il est de la plus haute importance de connaître quelle est la mortalité parmi eux. Cette œuvre a en effet des inconvénients qui s'accroissent en proportion des soins qu'on prodigue à ces jeunes victimes. Ils furent reconnus presque dès le début par le roi Charles VII, et de nos jours ces établissements , produits d'une piété louable sans doute , sont condamnés par beaucoup de gens. Quoi de plus impolitique et de plus injuste que cette application exclusive des secours publics aux enfants-trouvés , disait un homme célèbre à la tribune de l'assemblée législative ? Les hospices s'ouvrent pour eux

seuls et se ferment aux enfants des pauvres ,
distinction immorale qui détermine les pauvres à
se séparer à jamais de leurs enfants et à les jeter
dans les bras de l'assistance publique, pour ne
pas les exposer à souffrir avec eux toutes les horreurs du besoin. C'est véritablement à cet abandon des pauvres qu'il faut attribuer la multipli-
cation excessive des enfants légitimes délaissés ;
c'est ce cruel abandon qui contraint leurs parents
malheureux, par excès d'attachement même pour
les tristes fruits d'une fécondité qu'ils déplorent,
à fermer leurs cœurs au sentiment le plus doux.
Que serait-ce si , au mal moral que je signale , se
joignaient tous les maux que pourraient attirer
sur ces jeunes êtres la négligence et le défaut de
soins? que serait-ce si l'on voyait se reproduire le
triste exemple dont l'Écosse fut témoin dans le
dernier siècle ? La mortalité fut si grande à Du-
blin parmi les enfants-trouvés , qu'elle devint le
sujet d'une enquête parlementaire. Sur dix mille
deux cent soixante-douze enfants reçus depuis
1775 jusqu'à 1796, quarante-cinq seulement ont
survécu. Ah! sans doute, l'arrêt de ces établissements serait bientôt prononcé s'ils nous offraient
souvent de semblables scènes de désolation! Heu-
reusement il n'en est pas ainsi , et nous pouvons

même citer d'heureux résultats obtenus. Stokholm ne perd, dit-on, qu'un enfant sur cinq et demi; serait-il vrai qu'il n'en meurt qu'un sur cinq à Naples ? à Paris il en meurt encore un sur deux; où en sommes-nous à Lyon ? il importe de le constater; il importe de s'enquérir des causes qui peuvent procurer de semblables succès à la capitale de la Suède et à celle des Deux-Siciles, afin de nous les approprier avec les modifications nécessaires.

Mais que parlé-je de succès? La plupart de ces calculs, il faut le reconnaître, nous sont donnés sans les détails qui devraient les accompagner. Ces résultats sont-ils calculés sur la masse totale des enfants de chaque hospice ou sur la première année de la vie ? je l'ignore. Jusqu'à présent on n'a guère constaté que la mortalité générale, sans la comparer au mouvement annuel; on n'a pas compté combien, au bout de chaque année, il meurt d'enfants confiés pendant son cours, combien au bout de deux ans, combien au bout de trois, etc. Ce travail important est annoncé à l'hospice des Enfants-Trouvés pour 1831. Il serait beau pour Lyon de ne pas rester en arrière (1). On verrait aisément alors

(1) M. de Virieu, alors président de l'Administration

quel est l'âge qui réclame les améliorations, et l'on se mettrait en mesure pour les obtenir.

Il faudra pour cela rechercher avec soin les causes de la mort. L'erreur sur ce point serait d'autant plus grave qu'elle pourrait faire modifier des usages avantageux, en laissant subsister ceux d'où provient le mal ; on notera, par exemple, l'époque des décès, et l'on s'assurera s'il est vrai, comme l'a dit M. Willermé, qu'il meurt autant d'enfants pendant les trois mois d'hiver que pendant le reste de l'année. Une fois averti, on prendra les mesures convenables pour les garantir, autant que possible, des influences atmosphériques. On recherchera quels sont les pays où leur mortalité est plus grande ; elle a de beaucoup diminué à la Maternité de Paris, depuis qu'on a cessé d'envoyer les enfants dans certaines provinces, telles que la Picardie, où l'igno-

des hospices, avait fait exécuter ce travail pour les enfants reçus en 1818, époque antérieure aux améliorations qui ont eu lieu dans l'Œuvre des Enfants. Ce relevé pouvait avoir plus d'intérêt en le comparant avec celui des années postérieures. C'est ce travail immense que j'ai demandé dans les bureaux, et dont M. Catelin s'est acquitté avec un zèle et une intelligence au dessus de tout éloge.

rance de la population entraîne après elle la mal-
propreté et tous les vices qui sont d'ordinaire à
sa suite. Il faudra savoir si les enfants meurent
dans la maison ou chez les nourrices, augmen-
ter les soins dans le premier cas, et la surveillance dans le second. Du reste, les idées théo-
riques doivent avoir une grande influence sur ce
point, et déplacer facilement la mortalité. Que
le chirurgien en chef, préoccupé de l'idée de
virus, voie la maladie vénérienne dans la moindre
éruption cutanée, dans la plus légère ophthal-
mie, dans une excoriation insignifiante des organes génitaux : il gardera dans la maison une
foule d'enfants qui, presque tous, y trouveront la
mort ; qu'au contraire, entiché des idées nouvelles, il ne veuille admettre aucun virus consti-
tutionnel ; qu'il refuse de croire que la maladie
syphilitique puisse se communiquer de la mère
à l'enfant autrement que par le contact immé-
diat avec les organes malades : il enverra dans
les campagnes la plupart de ces enfants. En sorte
que, dans le premier cas, la mortalité aura lieu
dans l'hospice ; dans le second, au dehors, sans
que rien ait été changé dans la manière de les
soigner.

Cette question de la communication de la syphilis, si souvent agitée, est encore une de celles qui ne peuvent être jugées que dans les hôpitaux. Il nous manque ici pour prononcer avec connaissance de cause des renseignements exacts sur la nourrice. Je vois chaque jour en effet des femmes infectées, mais rien ne me démontre qu'elles le sont par leur nourrisson. Une nourrice se plaint d'ulcération aux parties génitales, de chancres au gosier. Il n'y a point d'ulcération aux seins, point d'aphte dans la bouche de l'enfant; et il faudra admettre que cet enfant a donné un virus? que ce virus n'a produit aucune affection sur l'organe sensible avec lequel il a été en contact, mais qu'après avoir erré dans l'économie il a enfin choisi sa place?.... Mais puisque nous en sommes réduits aux soupçons, pourquoi ne pas soupçonner aussi cette nourrice? pourquoi ne pas soupçonner son mari intéressé à rejeter sur ce malheureux enfant le triste fruit de sa débauche? Oui, je le répète, cette question restera long-temps indécise. Toutefois nous y apporterions quelques lumières, si les nourrices étaient mieux choisies, si on les soumettait à une visite du chirurgien en chef, comme on le fait à Paris. Je sais que le nombre qui nous est nécessaire doit nous rendre peu difficiles sur le choix; je sais que les modiques appointements qu'on leur donne ne permettent pas d'être difficiles sur l'admission ; je sais aussi qu'on peut craindre que cette visite n'effraie des femmes de la campagne et les empêche de venir à l'hospice ; mais, faite avec les ménagements nécessaires, avec la décence convenable, elle n'aurait pas cet inconvénient. Elle serait certainement insuffisante pour la science, mais elle ne serait pas inutile à l'établissement : elle inspirerait une crainte salutaire, et l'idée seule d'être visitée empêcherait une nourrice infectée d'entreprendre un voyage dont les frais seraient à sa charge. Enfin cette visite n'aurait d'autre résultat que celui de constater la qualité et la quantité du lait qu'elle serait utile ; car un nouveau-né confié à une villageoise qui n'a pas de lait pour le nourrir, et alimenté avec les substances grossières et indigestes qui lui servent de nourriture, est condamné à une mort certaine. Il ressortirait de tous ces faits notés et recueillis avec soin quelques vues d'utilité ; les intérêts de la science ne se sépareraient pas de ceux de l'établissement.

Il est une foule d'observations dont on se croit dispensé, parce qu'elles ont été faites. A quoi bon les continuer, dit-on, ce sont des faits sur lesquels il n'y a plus aucun doute ? Mais savez-vous si vous êtes dans les mêmes circonstances? et qui vous dit que vous aurez les mêmes résultats? On a sans doute pesé beaucoup de fœtus, et il peut paraître fastidieux de continuer de telles expériences, et cependant serait-il sans intérêt de vérifier si ce poids est le même à Lyon et à Paris, à Madrid et à Saint-Pétersbourg. Ne serait-il pas intéressant de comparer à Lyon, par exemple, le poids des enfants nés à l'Hôtel-Dieu de femmes mariées qui traversent sans autre peine que celles de la pauvreté le temps de la grossesse, avec celui des enfants nés dans cet hospice de filles tourmentées à la fois par la misère, la honte et le chagrin? Ou bien ce poids serait différent, et l'on pourrait juger ainsi l'influence que peut avoir la manière de vivre de la mère sur la nutrition du fœtus; ou bien ce poids serait le même, et nous verrions encore là cette prévoyance de la nature qui développe un enfant fort et vigoureux dans le sein d'une mère épuisée par la douleur et la maladie, et qui assure l'existence de l'espèce aux dépens même de l'individu. Mais nous y trouverions une utilité plus réelle : le poids des enfants peut être regardé comme le baromètre de leur viabilité. Il est donc important de les peser pour décharger l'établissement de la responsabilité qu'il prend à leur égard, et ne pas lui attribuer des pertes qui ne sont dues qu'à la faiblesse de leur constitution.

Tout ce que je viens de dire peut s'appliquer à la mesure de leur longueur; il est impossible sans cela de publier une observation exacte d'accouchement. S'il s'agit de rendre compte d'un cas grave, il faut bien connaître les rapports qui existaient entre l'enfant et le bassin, et pour cela ce n'est point assez de dire que l'enfant était gros ou petit : ces deux énoncés sont trop vagues et ne laissent que du doute dans l'esprit. Mais tous ces doutes sont levés, si après avoir donné les dimensions du bassin et de la tête, vous précisez le poids et la longueur du fœtus. J'ajouterai que ces deux vérifications peuvent être utiles dans beaucoup de cas de médecine légale. On ne peut pas exiger que tous les enfants exposés morts, par exemple, soient ouverts avec cette exactitude nécessaire pour un rapport en justice. Un examen de l'extérieur du corps est à peu près la seule visite qui soit possible dans un grand hôpital. Supposons donc qu'une femme soit accusée d'infanticide, supposons encore que son enfant soit arrivé dans les hôpitaux, il suffira de compulser les registres, d'examiner ensuite le poids et les dimensions de l'enfant, pour arriver déja à quelques données sur sa viabilité, et par suite pour faire condamner un coupable ou absoudre un innocent.

Enfin je voudrais que la statistique recherchât à Lyon la proportion des sexes entre eux ; je voudrais qu'on s'assurât s'il est bien vrai que les naissances de garçons excèdent d'un seizième celles des filles parmi les enfants légitimes , tandis qu'elles ne les surpassent que d'un vingt-unième parmi les enfants naturels. Si cette assertion, avancée par MM. Poisson et Matthieu, était vraie, on pourrait y voir une confirmation de l'opinion de M. Girou de Bouzaringue sur la génération : ce physiologiste pense que c'est l'individu le plus fort qui détermine le sexe dans l'acte de la fécondation. Ne sont-ce pas en effet ces jeunes filles brillantes de jeunesse et de santé qui sont en butte à la séduction ? Que si nous considérons seulement l'énergie momentanée dont elles sont susceptibles , ne faudra-t-il pas admettre encore qu'il faut, pour surmonter les craintes inséparables de leur faute , pour les décider à compromettre leur avenir tout entier , un penchant bien plus fort chez elles que chez une épouse , qui n'a qu'un devoir à remplir ?

L'anatomie elle-même pourrait, à l'aide de la

statistique, nous donner des lumières dont nous sentons tous les jours le besoin. Je ne parlerai pas ici de l'observation appliquée à cette branche des sciences médicales, je n'ai pas besoin de dire que ce n'est que dans les grands hôpitaux qu'elle peut se pratiquer. Mais il est une anatomie plus spécialement appliquée à la chirurgie et qui demande des connaissances précises sur la situation des parties et sur leurs rapports respectifs. On a noté, il est vrai, la plupart des variétés anatomiques ; mais s'il est important à l'opérateur de savoir qu'elles existent, afin qu'il ne soit pas pris au dépourvu, afin qu'il puisse prendre immédiatement les mesures nécessaires, il serait plus important encore de prévoir ces cas extraordinaires, et de savoir quelle chance il a de les éviter ; c'est ce que la statistique devrait faire. Dites-moi combien de fois sur mille cadavres vous avez vu telle ou telle anomalie ; combien de fois le trou susorbitaire par où sort le rameau frontal de la branche ophthalmique des trijumeaux a varié dans sa position : j'ai besoin de le connaître pour la section de ce nerf dans le cas de névralgie. Si je veux pratiquer quelque opération sur la trachée, il faut que je sache si l'existence de cette artère thyroïdienne, que Neubauer a décrite le premier, est si rare qu'elle soit sans intérêt, ou si, comme le veut Harrisson, elle est si commune qu'elle peut être considérée comme la disposition normale. Il faut que je sache encore si le cas mentionné par Burnns et Monro des deux artères carotides naissant de l'innominé, de telle sorte que la gauche croisait la partie antérieure de la trachée, est assez fréquent pour influer sur ma décision dans les opérations que j'aurais à tenter sur cette partie. Elle pourrait en effet contre-indiquer la trachéotomie, et rendrait inévitablement mortelle la ligature de l'innominé, puisque le sang n'arriverait plus au cerveau que par les vertébrales. Dites-moi aussi la fréquence de la division de la brachiale vers le creux de l'aisselle, sans cela je suis exposé, dans le cas d'anévrysme du bras, à lier la branche saine et à laisser intacte celle qui est le siége de la maladie. Notez les variétés de position de l'épigastrique, dont la lésion est si dangereuse dans l'opération de hernie ; notez aussi l'existence de cette artère volumineuse née de l'iliaque externe, qui remonte entre les muscles obliques de l'abdomen, et dont la lésion dans la paracentèse a été suivie de la mort. Suivant Ramsay, elle se rencontre une fois sur deux cents.

Mais quittons ces idées : c'en est assez, je pense, pour montrer quels services la statistique pourrait rendre dans nos hôpitaux. Reprenons maintenant les différentes divisions que j'ai déja parcourues, et voyons les observations auxquelles elles pourraient donner lieu.

On répète chaque jour qu'il reste peu de choses à faire en anatomie, que toutes nos parties ont été décrites par Haller, Sœmméring, Scarpa, Boyer, Bichat, avec une exactitude et un soin qui ne laissent rien à faire à leurs successeurs. Cette assertion peut être vraie, si nous entendons par là l'anatomie chirurgicale ; nous avons vu cependant qu'il restait encore à glaner dans ce champ si souvent moissonné ; mais combien elle devient fausse, si nous considérons l'anatomie physiologique. Celle-ci ne se borne pas à l'étude de l'homme : comme elle a pour but de connaître le mécanisme de ses fonctions et les lois qui président à la formation de nos organes, elle ne peut plus se contenter de l'anatomie humaine. Elle recherche la conformation des animaux, elle s'aide de la comparaison de leurs parties avec les nôtres, et voit les modifications que les différences de forme amènent dans l'exercice de leurs fonctions ; enfin elle étudie dans certaines espèces quelques appareils qui n'existent chez l'homme qu'à l'état rudimentaire. Or, que de faits encore à découvrir ! Mais cette assertion n'est pas moins fausse, s'il s'agit de l'anatomie pathologique; c'est celle qui se rattache le plus spécialement à l'exercice de la médecine des grands hôpitaux par son but tout pratique. Connaît-on toutes les transformations que peuvent subir nos organes ? a-t-on suivi la marche et les progrès de ces transformations ? et surtout a-t-on bien rattaché les symptômes de la maladie aux différents degrés qu'elle offre ? Nous sommes encore loin de ce but, malgré les travaux multipliés entrepris depuis quelques années. Il serait superflu de démontrer que ce n'est pas dans la pratique particulière que l'on peut se livrer à de semblables recherches. Les hôpitaux seuls peuvent vous permettre d'étudier la maladie avec l'exactitude nécessaire, et de rechercher ensuite avec le même soin les désordres qu'elle a occasionés.

Mais il ne suffit pas de noter ces altérations et de les décrire. N'oublions pas que les hôpitaux sont destinés à l'enseignement et qu'ils doivent former des médecins : il faudra donc conserver ces différentes pièces pour pouvoir, au besoin, les montrer aux élèves ; car en anatomie il faut voir, et le précepte qu'Horace donnait pour l'art dramatique reçoit ici une juste application.

Il sera donc indispensable d'avoir un cabinet d'anatomie. Pour être utile à la science et aux élèves, il devra leur présenter les organes sains à côté des organes malades. Il devra renfermer l'anatomie tout entière : on y verra les os dans les différentes phases de leur accroissement et dans les maladies auxquelles ils sont sujets ; on y trouvera les préparations des membranes muqueuses, de leurs follicules, de leurs vaisseaux, de leurs nerfs, et l'on en rapprochera les altérations qu'elles peuvent présenter ; on y conservera les séreuses et les fluides variés qu'elles sécrètent, et les transformations qu'elles subissent, et les adhérences qu'elles contractent. Le système artériel injecté fera voir les anastomoses de ces différentes branches entre elles et la manière dont la circulation se continue après la ligature du tronc principal. Le cerveau, ou le crâne qui en est l'empreinte, indiquera à l'élève ses innombrables variétés de forme et les différences morales qui les accompagnent. A côté des coupes destinées à montrer les objets multipliés qu'il renferme et les fibres qui le composent, on placera les altérations pathologiques qu'elles peuvent subir. Le

poumon dévoilera la délicatesse de son tissu,
les innombrables aréoles que l'air doit pénétrer,
les vaisseaux multipliés qui s'y répandent; et l'on
y trouvera la raison de la fréquence de son inflammation, des hémorrhagies abondantes dont il
est le siége, des collections purulentes et des
tubercules qui le désorganisent. L'utérus s'y pré-
sentera dans tous les degrés de développement
dont il est susceptible, depuis l'état physiologique jusqu'au volume énorme qu'il acquiert au
terme de la grossesse. On réunira aussi l'embryon
et le fœtus de tous les âges, depuis le moment
où il apparaît dans l'œuf sous la forme d'un point
vivant, jusqu'à celui où tous ses organes sont
assez développés pour remplir les fonctions qui
entretiennent la vie. Les différences que nécessi-
taient dans ses organes sa vie intra-utérine, ses
vices de conformation, formeront une partie im-
portante de cette collection. Les pièces trop pe-
tites pour être facilement aperçues, ou qui ne
sont pas susceptibles de se conserver, seront mo-
delées en cire ou en plâtre; mais on sera sobre
de ces préparations, et l'on préférera toujours l'ori-
ginal à la plus belle copie. On n'imitera pas le
luxe déplacé de certains cabinets d'Italie : à quoi
bon, je le demande, un squelette en cire, quand

il est si facile d'en avoir un naturel? à quoi bon tous ces organes, tous ces vaisseaux imités, quand nous pourrions voir la nature elle-même? Si l'on me vante ici la patience de l'artiste et la perfection de son travail, je souscris à ces éloges; mais si nous considérons ces collections sous le point de vue de leur véritable but, celui de leur utilité aux sciences médicales, tout homme raisonnable mettra sans hésiter les musées de Pavie et de Paris bien au dessus des prétendues merveilles de Bologne et de Florence.

Pourquoi, Messieurs, n'avons-nous pas encore un cabinet d'anatomie? pourquoi Lyon, qui a si peu de choses à montrer aux étrangers, se prive-t-il d'un établissement à la fois si curieux, si utile et qui lui coûterait si peu? Nous possédons tout ce qu'il faut pour le rendre en peu de temps digne de l'attention des gens de l'art; nous avons trois immenses hôpitaux, et des médecins instruits qui s'empresseraient d'y déposer ce qu'ils rencontreraient dans leur pratique; nous avons des concours dans lesquels on pourrait exiger des préparations anatomiques; nous avons enfin un prosecteur dont le zèle égale le savoir, et de nombreux élèves qui seraient heureux de concourir à l'embellissement de leur patrie, en travaillant à leur instruction. Que manque-t-il donc? 1° une salle ouverte au public où ces pièces soient disposées avec art, conservées avec soin; car personne ne veut se donner la peine d'une longue préparation pour la voir réléguée dans un grenier et abandonnée à la poussière; 2° un homme qui, placé à la tête de cet établissement, y apporte le zèle et l'intérêt d'un véritable ami de la science. Espérons donc encore, car tout cela est facile à trouver.

On pourrait croire que les médecins des hôpitaux, spécialement adonnés à la pratique, sont peu à portée de s'occuper d'observations physiologiques. Cela est vrai, si l'on entend par là cette physiologie expérimentale des Magendie et des Flourens. Mais il est une autre voie de recherches, moins prompte à la vérité, mais beaucoup plus sûre; celle-là s'unit à l'anatomie d'une part, et à la symptomatologie de l'autre. Elle n'a pas l'avantage, comme la première, de faire naître les circonstances; il faut qu'elle les attende. Mais aussi elle n'est pas exposée à prendre pour un fait ordinaire le résultat des convulsions de la douleur. Pour les affections chirurgicales, l'examen seul du fait ou de ses symptômes suffit pour expliquer le phénomène qu'il produit. L'opacité du crystallin entraîne la cécité; est-ce parce que, comme le disaient les anciens, il est le siége de la vision ? Une chute, un coup le déplace, et la vision est rétablie , donc il n'est pas l'organe de cette faculté; mais le malade, après cet heureux accident , n'aperçoit que d'une manière confuse les objets qui sont près de lui. La physique m'apprend que les corps convexes et denses rapprochent les rayons qui les traversent; j'en conclus que ce crystallin était chargé de réfracter les rayons lumineux , et mon hypothèse se confirme quand je rétablis la vue à l'aide de lunettes convexes. Un dépôt purulent a percé la membrane du tympan , les osselets de l'ouie ont été entraînés par le pus, une plaie a enlevé entièrement le pavillon de l'oreille , et le blessé n'a pas perdu la faculté d'entendre ; j'en conclus que toutes ces parties ne sont pas le siége du sens de l'ouie , et que c'est dans des régions plus profondes que s'opère la perception. Qu'une plaie ait ouvert la partie supérieure de la gorge , le blessé conserve la faculté de prononcer des sons ; mais une autre plaie pratiquée à la partie supérieure de la trachée me démontre par la perte de la voix qui l'accompagne que c'est bien dans le larynx qu'elle se forme. Ces larges caries qui emportent quelquefois une grande partie du sternum et les côtes correspondantes, me permettent de juger de la sensibilité du cœur et de voir le mécanisme de ses mouvements. Les fistules intestinales m'apprennent par le seul examen des matières qu'elles rejettent, que quelques-unes sont digérées dans l'estomac, et que d'autres sont élaborées plus spécialement dans les intestins. Dans les affections purement médicales, ces vérités physiologiques ne se montrent pas aussi clairement : elles ne ressortent que de la comparaison des symptômes avec les altérations pathologiques. Ainsi un homme frappé d'apoplexie a perdu la parole, quel est le point du cerveau qui a été affecté ? ou, en d'autres termes, quel est l'organe cérébral qui préside à cette faculté. J'observe d'abord attentivement les phénomènes, et je vois que tantôt cette perte de la parole tient à ce que les facultés intellectuelles ont perdu leur action, tantôt à ce que la langue paralysée n'obéit plus à la volonté, et d'autres fois enfin à ce que le larynx ne produit plus de son. Dans le premier cas, l'autopsie me démontre une altération pathologique à la partie antérieure du cerveau ; dans le second, je trouve l'origine des nerfs qui se distribuent à la langue, plus ou moins désorganisée ; dans le troisième, je rencontre une affection du cervelet. Je tire de là cette conséquence : que la faculté de proférer des mots, que la langue articulée enfin est sous l'influence d'une portion cérébrale située en devant et au dessus des orbites; que les nerfs qui vont se distribuer à la langue tirent leur origine d'une autre partie, et enfin que le cervelet a des rapports directs avec l'organe de la voix; ce que me démontrent au besoin et son timbre particulier à l'époque où il se développe, et le chant des oiseaux dans le moment de la ponte, et l'exemple de plusieurs animaux qui n'ont de voix que dans la saison des amours.

Ce sont là autant de points qui demanderaient de grands développements; mais je suis pressé par le temps et par le cercle que je me suis tracé.

On pourrait encore comparer les symptômes des maladies avec l'action des grands modificateurs hygiéniques, et arriver ainsi à quelques idées plus exactes sur les constitutions médicales. Si leur étude n'a pas produit tous les fruits qu'en avaient fait espérer quelques médecins, si l'on est allé jusqu'à mettre en doute son utilité, peut-être faut-il s'en prendre à la manière adoptée jusqu'à ce jour. On a noté avec soin les variations du baromètre et du thermomètre , la direction des vents qui règnent dans l'atmosphère ; mais on n'a jamais consulté ni l'eudiomètre , ni l'hygromètre , ni l'électromètre. Quelques essais infructueux qui ne trouvaient aucune différence entre l'air empesté des marais Pontins et celui du sommet des Apennins , ont semblé décourager les expérimentateurs ; et cependant, quels funestes effets ne produisent pas les miasmes qui y sont quelquefois répandus ! Ces fléaux qui , dans le moyen âge, dépeuplèrent l'Europe d'un quart de ses habitants , qui ravagent encore de temps en temps les empires et détruisent des armées entières , ne reconnaissent pas d'autres causes. L'humidité seule , quoique moins terrible dans ses effets , n'en est pas moins dangereuse : nos corps supportent sans danger les changements de pesanteur qui ont lieu dans la colonne d'air qu'ils soutiennent ; mais l'humidité plus ou moins constante de cet air produit toujours des effets correspondants sur ceux qui y sont soumis. Tous les êtres animés en éprouvent les mêmes influences. Voyez ces plantes que nourrit un sol abreuvé de fluides : leurs tiges sont élevées , elles croissent avec rapidité ; mais elle sont sans force et sans vigueur , et l'on y chercherait en vain les propriétés énergiques de celles qui sont nées sur un sol sec et élevé. Les animaux domestiques perdent leur agilité ; ils sont petits et rabougris ; ils deviennent sujets à presque toutes les maladies de l'espèce humaine. Aussi , s'il faut en croire Cicéron , toute la science des augures ne consistat-t-elle , dans son origine , que dans l'art de reconnaître par l'inspection des entrailles des victimes , le degré de salubrité du pays où l'on voulait s'établir. Et l'électricité , dont la quantité est si variable dans l'atmosphère , peut-on croire qu'elle n'ait pas une forte action sur nous ? Quand nous voyons , à l'approche des orages , les femmes et les tempéraments nerveux fatigués par une agitation et une sensibilité insolite ; quand nous voyons les individus les plus robustes paralysés , pour ainsi dire , au physique et au moral par ces tourmentes atmosphériques , peut-on penser qu'elles soient sans effet sur des corps altérés par la maladie et prédisposés à toutes les irritations.

C'est dans ces moments de crise que le médecin , placé à la tête des grands hôpitaux, peut juger de ces influences , et embrasser d'un coup d'œil les changements morbides qu'elles amènent. Aussi je ne doute pas que si nous étions munis des instruments de météorologie , et si l'on tenait un registre journalier de leurs observations, ce tableau, rapproché de celui des maladies , ne fît connaître en peu de temps les rapports des effets et des causes, et n'amenât à des connaissances précises sur ce sujet important.

En thérapeutique , les observations sont toujours faciles à multiplier. Cette foule de remèdes que l'on proclame à l'envi comme doués des plus heureuses propriétés , doivent être essayés dans les hôpitaux : il le faut pour l'honneur de la science et pour la honte du charlatanisme. Ces assais sont rebutants , il est pénible de se voir trompé à chaque instant par ces annonces ambitieuses ; mais enfin il peut se trouver quelque chose de vrai au milieu de tant de mensonges, et il est utile de le constater. Et ces théories pathologiques, ces idées qui viennent agiter le monde médical, ne faut-il pas aussi les soumettre au creuset de l'expérience ? Ne pensez pas, Messieurs, qu'il s'agisse de tentatives périlleuses : rien de semblable n'est autorisé, ni par les lois de la science , ni par celles de l'humanité. Laissons le vulgaire imbécile s'alarmer sur de prétendues expériences dont il serait le sujet, ou plutôt, tâchons de dissiper de si funestes préventions.

S'agit-il d'une opération nouvelle, les connaissances anatomiques et les fonctions des organes
qui doivent être blessés, indiquent assez à l'opérateur les chances qu'on a pour la réussite ; mais
surtout elles font juger d'avance au chirurgien si
les probabilités de succès, si la difformité qui
suivra, peuvent être mises en balance avec les
dangers de la maladie. S'agit-il d'un médicament
nouveau, les expériences sur les animaux nous
éclairent sur son action et sur son énergie, et
nous l'administrons ensuite sans aucune crainte
pour le médecin et sans danger pour le malade.

Tel est le plan raccourci du vaste champ ouvert devant le médecin des grands hôpitaux ; tels
sont, selon moi, les moyens par lesquels sa place
deviendra profitable à l'art de guérir. Par eux il
n'est pas sûr d'arriver à des découvertes importantes ; elles sont l'effet d'un heureux hasard, et
plus souvent réservées à des génies privilégiés de
la nature. D'un autre côté, les vérités innombrables déja énoncées, les faits multipliés qui ont
été enregistrés rendent le travail plus pénible et
moins fructueux. A la renaissance des lettres,
tout était à faire, et l'on découvrait jusqu'à des
mondes ; aujourd'hui, sans vouloir poser les limites de la perfectibilité humaine, et sans pren-

dre l'horizon pour les bornes de l'univers, on peut avancer qu'il devient chaque jour plus difficile de rencontrer des faits nouveaux. Mais ses travaux seront toujours utiles; ils le deviendront plus encore, s'il se souvient que ces faits ne doivent pas rester stériles entre ses mains; qu'il doit les rassembler, les comparer ensemble pour en tirer des axiomes généraux; qu'il faut faire pour la médecine ce qu'on a fait pour les autres sciences, c'est-à-dire, établir une théorie à laquelle on puisse rattacher tout ce qu'on a recueilli et tout ce qu'on peut recueillir encore dans le vaste champ de l'observation.

Toutes les sciences en effet ont eu deux périodes : dans la première, on n'a pu s'occuper que de l'observation des faits, on les a envisagés sous toutes les faces, sous toutes les modifications qu'ils peuvent offrir; dans la seconde, on a tiré des lois générales de tous ces faits particuliers; ces lois ont formé un corps de doctrine, et dès lors l'étude de cette même science a changé. Au lieu de suivre péniblement la trace qu'on avait suivie jusque là, au lieu de s'occuper d'abord de la connaissance des faits, on a étudié les principes, et ces principes une fois connus ont servi à rassembler, à réunir sans peine, sans obscurité, et surtout en peu de temps, les faits innombrables pour lesquels plusieurs générations s'étaient consumées.

Ainsi on avait, depuis l'antiquité la plus reculée, observé le mouvement des astres, calculé leurs périodes ; on avait vu tous les corps tendre sans cesse au centre de la terre : mais c'était là tout ce que l'on connaissait et tout ce qu'on s'efforçait de connaître. Newton parut, et, embrassant dans sa pensée tous les phénomènes de l'univers, il vit l'attraction seule en être la cause et produire tous ces grands résultats. Dès lors la marche de l'étude changea, l'attraction et ses lois devinrent les éléments de la physique, et ce ne fut qu'après les avoir connus qu'on étudia les effets innombrables qui en découlent.

C'est à cette première période que semble s'arrêter la médecine ; mais deux mille ans d'observations, faites par les plus grands hommes que les sciences aient jamais possédés, doivent suffire pour qu'elle la franchisse avec hardiesse, et tout nous présage que l'époque de ce grand événement n'est pas éloignée de nous.

Je m'arrête, Messieurs, un sentiment involontaire m'agite et m'oppresse ; je me demande si c'était bien à moi à venir vous entretenir dans cette enceinte. Où est-il donc celui que, l'année dernière, à cette même époque, dans ce même jour, vous encouragiez de vos applaudissements (1)? La mort a laissé vacant ce siége où il était assis, et c'est son ami, son condisciple qui se présente pour l'occuper! Étrange fatalité, funeste événement!........ Mais ne craignez pas, Messieurs, que je veuille rouvrir dans vos cœurs une plaie qui se cicatrise à peine; un autre que moi a parlé de ses talents et de ses vertus, permettez-moi seulement de donner une larme à sa cendre !

Je termine ici un sujet qui m'a entraîné hors des limites que je m'étais assignées, et qui cependant mériterait de plus longs développements; je termine.... Aussi bien, à qui parlé-je ? à une Administration qui a fait de l'observation sa règle de conduite. Ne lui devons-nous pas ces comptes moraux, monuments d'ordre et de sagesse, recueil immense de faits précieux pour l'économiste et le médecin? n'est-ce pas elle qui a exigé des médecins des grands établissements qu'elle dirige ces

(1) M. Richard, de Saint-Just, décédé en septembre 1829.

comptes-rendus de leur pratique que nous consultons chaque jour? n'est-ce pas elle qui, par
son infatigable activité, par ses importantes améliorations, conserve à nos hôpitaux le rang émi-
nent qu'ils ont toujours occupé? est-il une plainte
qu'elle n'accueille, un abus qu'elle ne corrige,
un fait qui lui échappe? en est-il un de ceux qui
touchent aux intérêts de l'humanité qui lui soit
étranger?

Est-ce à vous, Monsieur (1), que je puis
parler d'observation ? n'est-ce pas traiter de la
guerre devant Alexandre ? non, ce n'est point
à vous que mes conseils s'adressent; je ne cher-
che point en vous un auditeur, je n'y vois qu'un
modèle. Que n'ai-je profité davantage de votre
expérience ! elle m'aurait guidé dans la carrière
que vous ouvrez devant moi et dans ma vie entière. Il vous en coûte sans doute pour quitter
une maison où tant de victimes conservées à la
vie proclameront si long-temps votre nom, où,
plus heureux que Titus, vous n'avez pas perdu
un seul jour. Quelle ne serait pas notre douleur,
Monsieur, si nous n'étions persuadés que vous
aimerez à revenir quelquefois sur le théâtre de

(1) M. Richard, de Nancy.

vos succès , nous prêter l'appui de votre influence et de vos conseils ; si nous ne songions
qu'en vous conservant parmi les professeurs de
cette école, l'administration vous a mis à même
de répandre les vérités que vous avez si glorieu-
sement acquises !

C'est donc à vous seuls, Messieurs les Élèves,
qu'il m'est permis de m'adresser aujourd'hui.
Appelé à participer à l'enseignement, je vous rap-
pellerai sans cesse les principes que je viens
d'exposer. Cultivez avec zèle ces sciences d'observation auxquelles vous vous êtes voués ; elles
seront pour vous une source abondante de jouis-
sances, pour vos concitoyens un trésor inépui-
sable de consolations et de secours. Mais ce n'est
là que leur moindre avantage : l'habitude de rai-
sonner juste sur les objets de ces sciences, les
idées précises que donnent leurs méthodes, les
moyens de reconnaître ou de prouver une vérité,
doivent donner à l'esprit une tendance qui s'applique à tous les actes de la vie. La culture des
sciences a donc l'inévitable conséquence de dé-
truire les préjugés et de redresser en quelque
sorte l'intelligence humaine, forcée de se plier
aux fausses directions qu'on lui imprime à l'enfance de chaque génération.

En effet, toutes les erreurs en politique et en morale ont pour base des erreurs philosophiques, qui elles-mêmes sont liées à des erreurs physiques. Il n'existe pas un faux systême, pas une extravagance, a dit un auteur célèbre, qui ne soit fondée sur l'ignorance des lois de la nature. Les progrès des connaissances physiques sont d'autant plus funestes à ces erreurs, que souvent elles les détruisent sans paraître les attaquer, et en répandant sur ceux qui s'obstinent à les défendre le ridicule avilissant de l'ignorance. En même temps elles impriment dans l'ame une profonde conviction de la nécessité de l'ordre, de l'observation des lois, du respect des opinions. Telle fut la raison pour laquelle on vit les médecins surgir au milieu de toutes nos commotions politiques ; tels furent en effet dans ces temps difficiles les Vitet, les Carré, les Tenon, les Lavoisier, les Cabanis, et ce vertueux Bailly qui grandit avec la liberté et mourut avec elle. Mais pourquoi rouvrir le livre sanglant de notre révolution ? pourquoi chercher ailleurs ce que nous avons sous les yeux ? n'avez-vous pas vu nos médecins aux premiers symptômes de la crise miraculeuse dont nous sortons, offrir à leur patrie l'appui de leurs talents et de leurs noms, s'em-

parer d'une autorité sans pouvoir dans les mains
de ceux à qui elle était confiée, et préserver notre grande cité de toutes les horreurs de l'anar-
chie? Ne voyez-vous pas nos concitoyens récom-
penser leur dévoûment dans la personne de ce
savant que l'antique chaire de Montpellier re-
grette et nous envie, en le plaçant à la tête de
notre administration municipale? Que de beaux
modèles vous avez à suivre! vos frères ont con-
quis la liberté au prix de leur sang; vos maîtres,
par leur dévoûment et leur fermeté, ont établi
son empire. Votre rôle est moins brillant, mais
non moins utile : vous devez par votre conduite
et votre exemple contribuer à la consolider parmi
nous.

✳

9 782013 585200